치매박사 박주홍의
두뇌 홈트레이닝

Foreign Copyright:
Joonwon Lee   Mobile: 82-10-4624-6629

Address: 3F, 127,   Yanghwa-ro, Mapo-gu, Seoul, Republic of Korea 3rd Floor
Telephone: 82-2-3142-4151
E-mail: jwlee@cyber.co.kr

치매박사 박주홍의

두뇌 홈트레이닝 1권

2025. 4. 7.   초 판 1쇄 인쇄
2025. 4. 16.   초 판 1쇄 발행

지은이 | 박주홍
그 림 | 플러스툰
펴낸이 | 최한숙
펴낸곳 | BM 성안북스
주 소 | 04032 서울시 마포구 양화로 127 첨단빌딩 3층(출판기획 R&D 센터)
         10881 경기도 파주시 문발로 112 파주 출판 문화도시 (제작 및 물류)
전 화 | 02) 3142- 0036
         031) 950- 6378
팩 스 | 031) 955- 0510
등 록 | 1987. 9. 18. 제406-1978-000001호
출판사 홈페이지 | www.cyber.co.kr
이메일 문의 | smkim@cyber.co.kr
ISBN | 978-897-7067-463-6 (13510)
정 가 | 17,000원

이 책을 만든 사람들

총괄 · 진행 | 김상민
기획 | 북케어
본문 · 표지 디자인 | 정유정
홍보 | 김계향, 임진성, 김주승, 최정민, 이새봄
국제부 | 이선민, 조혜란
마케팅 | 구본철, 차정욱, 오영일, 나진호, 강호묵
마케팅 지원 | 장상범
제작 | 김유석

■ **도서 A/S 안내**

성안당에서 발행하는 모든 도서는 저자와 출판사, 그리고 독자가 함께 만들어 나갑니다.
좋은 책을 펴내기 위해 많은 노력을 기울이고 있습니다. 혹시라도 내용상의 오류나 오탈자 등이 발견되면 **"좋은 책은 나라의 보배"**로서 우리 모두가 함께 만들어 간다는 마음으로 연락주시기 바랍니다. 수정 보완하여 더 나은 책이 되도록 최선을 다하겠습니다.
성안당은 늘 독자 여러분들의 소중한 의견을 기다리고 있습니다. 좋은 의견을 보내주시는 분께는 성안당 쇼핑몰의 포인트(3,000포인트)를 적립해 드립니다.
잘못 만들어진 책이나 부록 등이 파손된 경우에는 교환해 드립니다.

부모님을 위한 치매 예방 3개월 두뇌 훈련 프로그램

치매박사 박주홍의
두뇌 홈트레이닝
하루 한 장 두뇌 깨우기!

1권

한의학박사 · 의학박사 · 보건학석사
박주홍 지음

BM 성안북스

머리말

　치매는 막연한 남의 이야기, 훗날의 이야기가 아니라 바로 지금, 부모님 세대와 나, 우리의 문제이다. 치매는 어느 날 갑자기 찾아오는 병이 아니기 때문에 젊었을 때부터 미리 준비하고 대비해야만 나중에 후회하지 않을 수 있다. 치매는 무엇보다도 정신 활동을 이용하고 제어하는 능력, 다시 말해 생각하고, 원하고, 행동하는 능력을 퇴보시킨다. 지금 내 눈앞에 무슨 일이 벌어지고 있는지, 자신이 어디에 있는지, 그리고 자신이 누구인지 모르게 만들 수 있다.

　때문에 치매에 걸리면 통제력 상실, 정신적·신체적 무기력, 사회적 능력 퇴보, 고립, 스트레스, 우울증의 악순환이 시작될 수도 있다. 그렇기 때문에 이런 악순환의 고리를 끊어 줄 수 있는 매일매일 실천하는 뇌 건강법이 꼭 필요하다.

　치매 환자를 진료하고, 보호자 가족과 상담하다 보면 병원에서의 의학적 치료만으로 환자가 회복하기엔 턱없이 부족한 경우가 다반사이다. 치매를 치료하려면 눈에 보이지 않는 기억력 개선과 인지 기능의 향상을 위해 평소 환자의 마음챙김, 식습관, 생활습관, 운동, 취미활동 등을 건강하게 가지려는 노력이 함께 이루어져야 하기 때문이다.

　치매는 신체적 질병임과 동시에 정신적 질병이라고 할 수 있다. 때문에 다른 병들과 달리 병원에서의 의학적 치료와 가정에서의 생활 치료가 반드시 병행되어야 증상이 악화되는 것을 억제하고, 이를 극복할 수 있다. 그렇기 때문에 치매 환자의 치료는 원래 치료뿐만 아니라 가정에서 매일매일 실천 가능한, 뇌를 똑똑하게 만들어 주는 체계적인 '두뇌 홈트레이닝'이 꼭 필요하다.

　몇 십 년 동안 치매를 연구하고 치매 환자를 진료해 온 의사로서 느낀 점은 치매가 의학적 치료만으로 치료하기 매우 어려운 질환이라는 것이다. 그리고 의학적 치료만큼이나 평소 환자의 몸속에 있는 '스스로를 낫게 하는 힘', 즉 '회복 탄력성(Resiliency)' 또는 '자가치유능력(Self-care)'을 증진시키는 것이 중요하다는 것이었다. 회복탄력성(자가치유능력)을 증진시키는 방법에는 평소 자신의 마음을 건강하게 할 수 있는 마음챙김(명상)하기, 뇌 기능을 향상시키는 음식 섭취, 뇌를 건강하게 하는 생활습관 가지기, 뇌에 활력을 주는 운동하기, 뇌를 즐겁게 해 주는 취미활동하기 등이 있다.

필자는 『치매박사 박주홍의 두뇌 홈트레이닝』을 통해 치매 환자뿐만 아니라, 정신적·육체적 노화를 겪고 있는 분들의 회복탄력성(자가치유능력)을 극대화하여 치매를 예방하고 극복하는 데 큰 도움이 되리라 확신한다. 더불어 제아무리 좋은 구슬도 꿰지 않으면 보배가 되지 못하듯, 두뇌 홈트레이닝도 매일매일 실천하지 않으면 무용지물임을 명심하길 바란다.

끝으로 '마음'과 '뇌'와 '몸'을 함께 살피면서 치매를 극복하는 데 도움이 되고자 하는 필자의 <소울하버드 3.3.3통합치료>의 이론적 토대를 형성하는 데 큰 도움을 주신, 심신의학의 세계 최고 권위자이자 하버드대학교 의과대학 허버트 벤슨 교수님, 2011년 노벨의학상을 수상하신, 면역학의 세계적인 대가 텍사스대학교 사우스웨스턴 메디컬 센터의 브루스 보이틀러 교수님, 통합의학의 세계적인 석학 하버드대학교 의과대학의 피터 웨인 교수님, 시스템 생물학의 세계적인 대가 영국 옥스퍼드대학교의 데니스 노블 교수님 등 필자에게 학문적 가르침을 주신 많은 분들께 깊은 감사의 말씀을 드린다.

치매 없는 행복한 세상을 꿈꾸며

한의학박사·의학박사·보건학석사 **박주홍**

치매박사 박주홍의 두뇌 홈트레이닝 사용설명서

이 책은 뇌를 효율적으로 단련하고 치매를 예방하기 위한 3개월 두뇌 홈트레이닝 프로그램을 제공하고 있습니다. 운동을 하면 근육이 발달하는 것처럼 브레인 피트니스를 통해 뇌를 단련할 수 있는 것입니다.

이 책에서는 <주의집중·계산력>, <주의집중·내용 파악>, <주의집중·시각적 내용 파악>, <공간 파악·변화 이해>, <주변 상황 파악·공간 지각력>, <언어 및 시각·이해와 결합> 등에 대해서 다루고 있습니다.

<계산력>과 관련된 문제는 '돈 계산하기', '주사위 아랫면 계산하기' 등이 있습니다. '돈 계산하기'는 우리가 일상생활에서 사용하는 다양한 지폐와 동전의 앞뒷면을 무작위로 배치하여 해당 지폐와 동전이 무엇인지, 몇 장인지, 모두 합한 금액은 얼마인지를 계산하는 것입니다. '주사위 아랫면 계산하기'는 단순히 계산하는 것이 아니라, 주사위의 윗면 눈금을 보고 반대면의 눈금이 얼마인지 유추하여 계산하는 것입니다. 한 번 더 생각하게 함으로써 뇌를 더욱 효과적으로 사용할 수 있도록 하였습니다.

<내용 파악>과 <시각적 내용 파악>과 관련된 문제로는 '오름차순으로 동그라미 하기', '틀린 그림 찾기' 등이 있습니다. 주변에 있는 사물을 보다 집중해서 관찰하는 것을 연습하면서 내용을 명확하게 파악하는 것에 도움이 됩니다. 내용을 파악하는 데 걸리는 시간이 짧고, 그 정확도가 높을수록 뇌가 활발하게 움직이고 있다는 증거가 될 것입니다.

<공간 파악·변화 이해>에서는 우리 주변에서 흔히 볼 수 있는 유형의 도형들을 제시하고, 각 도형을 일정한 방향으로 회전했을 때 어떤 모양의 도형이 나오는지 파악하도록 했습니다.

<주변 상황 파악·공간 지각력>에서는 같은 글자끼리 짝을 찾아서 잇는 문제를, <언어 및 시각·이해와 결합>은 숨겨진 사자성어 찾기나, 글자와 글자가 뜻하는 색깔이 일치하는지를 파악하는 문제 등을 통해 색다른 즐거움과 경험을 할 수 있도록 했습니다.

이 밖에도 미로 찾기, 컬러링 등을 통해서 집중력과 스트레스 해소는 물론 즐겁게 뇌를 단련할 수 있도록 준비했습니다.

뇌는 우리의 생각, 판단, 운동 감각 등을 담당하는 매우 중요한 기관입니다. 뇌 건강을 지키기 위해서는 무엇보다 매일매일 뇌를 골고루 사용해야 합니다. 이 책을 통해 건강하고 활력 있는 뇌를 유지하시길 바랍니다.

오전	오전 명상(20분) 소올차(또는 소올차주스) 마시기 두뇌 홈트레이닝 북 풀기(5~10분)
오후	산책(30분 내외) 소올차(또는 소올차주스) 마시기 해피버튼 지압(5분 정도)
잠들기 전	저녁 명상(20분) 소올차(또는 소올차주스) 마시기

두뇌 홈트레이닝 3개월(12주) 집중 체크리스트
(매일매일 기록해 보세요)

1개월

1주차	1일	2일	3일	4일	5일	6일	7일	메모
오전 명상								
소올차								
두뇌 홈트레이닝								
산책								
해피버튼 지압								
저녁 명상								

2주차	1일	2일	3일	4일	5일	6일	7일	메모
오전 명상								
소올차								
두뇌 홈트레이닝								
산책								
해피버튼 지압								
저녁 명상								

3주차	1일	2일	3일	4일	5일	6일	7일	메모
오전 명상								
소올차								
두뇌 홈트레이닝								
산책								
해피버튼 지압								
저녁 명상								

4주차	1일	2일	3일	4일	5일	6일	7일	메모
오전 명상								
소올차								
두뇌 홈트레이닝								
산책								
해피버튼 지압								
저녁 명상								

2개월

1주차	1일	2일	3일	4일	5일	6일	7일	메모
오전 명상								
소올차								
두뇌 홈트레이닝								
산책								
해피버튼 지압								
저녁 명상								

2주차	1일	2일	3일	4일	5일	6일	7일	메모
오전 명상								
소올차								
두뇌 홈트레이닝								
산책								
해피버튼 지압								
저녁 명상								

3주차	1일	2일	3일	4일	5일	6일	7일	메모
오전 명상								
소올차								
두뇌 홈트레이닝								
산책								
해피버튼 지압								
저녁 명상								

4주차	1일	2일	3일	4일	5일	6일	7일	메모
오전 명상								
소올차								
두뇌 홈트레이닝								
산책								
해피버튼 지압								
저녁 명상								

3개월

1주차	1일	2일	3일	4일	5일	6일	7일	메모
오전 명상								
소올차								
두뇌 홈트레이닝								
산책								
해피버튼 지압								
저녁 명상								

2주차	1일	2일	3일	4일	5일	6일	7일	메모
오전 명상								
소올차								
두뇌 홈트레이닝								
산책								
해피버튼 지압								
저녁 명상								

3주차	1일	2일	3일	4일	5일	6일	7일	메모
오전 명상								
소올차								
두뇌 홈트레이닝								
산책								
해피버튼 지압								
저녁 명상								

4주차	1일	2일	3일	4일	5일	6일	7일	메모
오전 명상								
소올차								
두뇌 홈트레이닝								
산책								
해피버튼 지압								
저녁 명상								

부정적 생각이 만병의 근원이다

부정적인 생각, 스트레스의 누적

부정적 사고방식의 형성

스트레스의 원인은
부정적인 생각과 사고방식에 있다.

화병(Hwa-Byung)

아드레날린,
노르아레날린,
코르티솔의 분비

스트레스 호르몬의 누적과
혈관의 수축

우울증, 치매, 파킨슨병, 중풍, 심장병, 암 유발 가능성

도파민, 세로토닌, 엔도르핀,
옥시토닌의 분비 억제/
스트레스 호르몬의 분비

스트레스 호르몬이 분비되어
우울증, 고혈압, 심장병,
편두통 등을 일으키며 면역력이 감소

목차

치매를 예방하고 치료하는 긍정적인 생활습관 중 가장 중요한 것은 최적의 기억력에 도달하는 것이다. 나이가 많다고 해서 최적의 기억력에 도달하는 것이 불가능한 것은 아니다. 긍정적인 생활습관을 유지하고 지키는 것은 실행하기 어렵거나 큰돈이 들지 않는다. 하버드대학교 의과대학에서는 과학적인 연구를 통해 '최적의 기억력에 도달하는 길' 13가지 수칙을 제시했다. 다음의 치매 예방법을 평소 생활에서 꾸준히 실천하면 치매 예방과 치료에 좋은 효과를 거둘 수 있을 것이다. 물론 대부분 우리가 익히 알고 있는 내용이다. 그러나 정말로 중요한 것은 이런 내용을 단순하게 아는 것이 아니라, 이것을 적극적으로 매일매일 실천하는 것이다. 마음, 뇌, 몸을 잘 경영하여 최적의 기억력에 도달하고, 치매를 예방하는 수칙을 알려 드리고자 한다.

13가지 수칙의 영문 앞 글자를 따면 '옵티멀 메모리(OPTIMAL MEMORY)'가 된다. 영어의 원문을 함께 소개하는 이유는 수칙을 생각할 때도 영어라는 외국어를 통해 기억하면 뇌에 좀 더 자극을 주어 대뇌의 활성도를 높이는 데 도움이 되기 때문이다. 먼저 '옵티멀 메모리'라는 글자를 외우고, 퍼즐을 맞추듯 나머지 내용들을 생각해 나가면 치매 예방에 더 큰 도움이 되리라 판단하여 한글과 영문을 같이 표기하였다.

치매 예방에 도움이 되는 13가지 수칙, '옵티멀 메모리'

1. 규칙적으로 운동하라.

2. 담배를 끊어라.

3. 비타민을 섭취하라.

4. 남들과 잘 어울려라.

5. 건강 식단을 유지하라.

6. 밤에 잘 자도록 노력하라.

7. 새로운 것을 배워라.

8. 술은 적당히 마셔라.

9. 적극적인 삶을 살아라.

10. 스트레스를 잘 관리하라.

11. 생각과 생활을 잘 정리하라.

12. 뇌를 보호하기 위해 일상적으로 예방 조치를 취하라.

13. "그래 할 수 있어!"라는 긍정적인 태도를 유지하라.

치매, 경도인지장애 자가 진단 테스트

하단의 각 문항을 읽고 해당하는 칸을 선택하세요. 질문 중요도에 따라 1점 혹은 2점이 부과됩니다.

자가 진단 항목	예	아니오
건망증이 있습니까?		
건망증이 있다면 어떤 말 또는 이야기를 반복하곤 합니까?		
같은 날에 질문이나 어떤 말 또는 이야기를 반복하곤 합니까?		
약속을 잘 잊어버립니까?		
물건을 엉뚱한 곳에 놓는 일이 한 달에 1회 이상 있습니까?		
그 물건을 찾지 못해 다른 사람이 감추었거나 훔쳤다고 의심하는 경우가 있습니까?		
요일, 날짜, 월, 년도 등을 자주 잊거나, 날짜를 1회 이상 확인하는 경우가 있습니까?		
낯선 장소에서 방향 감각을 잃곤 합니까?		
외출했을 때 혹은 여행 중에 당황한 태도를 보입니까?		
팁을 주거나 잔돈을 계산하는 등 돈을 취급할 때 곤란한 경우가 있습니까?		
청구서를 지불하거나 돈을 결제할 때 실수한 적이 있습니까?		
약을 먹어야 할 때를 기억 못하거나, 약을 먹었는지 아닌지 모를 때가 있습니까?		
운전을 잘 못하거나 누군가가 옆에서 운전하는 모습을 보며 걱정하는 경우가 있습니까?		

전화기, 리모컨, 전자레인지 같은 가정용품 사용에 문제가 있습니까?		
집의 특정 부분을 고쳐야 할 때 제대로 못하거나 집안일을 수행하지 못하는 경우가 있습니까?		
골프, 춤, 운동, 수예 같은 취미 활동을 줄이거나 그만뒀습니까?		
자신이 사는 동네처럼 낯익은 환경에서 길을 잃은 적이 있습니까?		
방향 감각이 저하되고 있습니까?		
단어를 잘 기억해 내지 못합니까?		
가족이나 친구의 이름을 혼동하는 경우가 있습니까?		
낯익은 사람을 잘 알아보지 못합니까?		

*출처 : 미국 배너 선 보건연구소(Banner Sun Health Research Institute)

회색으로 표시한 문항의 경우, '예'를 택하면 2점, 그 외의 문항에 '예'를 택하면 1점, '아니오'를 택하면 0점으로 계산하세요.

- **4점 이하** : 기억력에 문제가 없습니다. 그러나 자가 진단만으로는 뇌의 기능을 완벽하게 파악할 수 없기 때문에 자주 깜빡한다면 병원을 방문하는 것이 좋습니다.
- **5~14점** : 경도인지장애를 의심해야 합니다. 치매를 예방할 수 있는 마지막 단계입니다. 빠른 시일 내에 전문적인 검사를 받고 의료진과 상담하세요.
- **15점 이상** : 알츠하이머성 치매를 의심해야 합니다. 적절한 시기에 원인을 파악해 치료한다면 충분히 일상생활이 가능하므로 포기하지 말고 치료를 시작하세요.

3R 평생 치매 예방법
채우자(Refill), 풀자(Release), 휴식하자(Relax)

3R 평생 치매 예방법은 필자가 오랫동안 뇌 질환을 겪는 환자를 봐 오면서 환자에게 가장 효과적이고 직접적인 치료 방법이 무엇인지 고민한 끝에 만든 프로그램이다. 아침, 점심, 저녁으로 나누어 실천한다면 효과를 볼 수 있을 것이다.

아침 : 채우자(Refill)

우리의 뇌는 밤에 자는 동안에도 계속해서 에너지 소모를 한다. 그래서 아침에는 뇌의 에너지가 부족하다. 이처럼 부족한 에너지를 채울 수 있는 것이 아침밥과 뇌 건강에 좋은 소올차, 소올차주스다.

아침밥으로 먹는 탄수화물이 포도당으로 바뀌는 데 8시간이 걸리는 것에 반해 약차와 주스는 3~4시간 만에 포도당으로 전환된다. 때문에 오전에 쓸 뇌의 에너지를 채워 주면서 뇌의 집중력을 높일 수 있다. 기억력이나 집중력이 떨어진다고 느껴지거나, 경도인지장애, 치매가 걱정이라면 매일 아침 소올차나 소올차주스를 만들어 마시는 것을 추천한다. 한의학과 서양의학 이론, 수많은 임상 경험을 거쳐 개발된 약차인 만큼 인지 능력 개선에 긍정적인 효과를 기대할 수 있다.

소올차는 치매 예방에 좋은 강황(薑黃)과 천마(天麻)로 만든다. 강황은 치매에 명약으로 알려져 있는데, 강황의 주요 성분인 커큐민은 '활혈거어(活血祛瘀)'라고 하여 혈액 순환을 돕고 어혈이나 혈전 같은 응고된 혈액 덩어리를 풀어 준다. 또한 활성 산소를 제거하는 항산화 효과도 뛰어나다. 치매란 독성 단백질과 활성 산소 등에 의해 뇌신경 세포가 파괴되며 발생하는 질병이므로 강황의 항산화 효과가 치매 예방에 도움이 된다. 천마는 흔히 하늘이 내린 중풍 치료제로 한의학에서 널리 알려져 있다. 이러한 천마는 강황의 항산화 작용을 뇌 쪽으로 끌고 가기 위한 인경(引經) 약재이다.

소올차에는 강황과 천마 외에도 유자청이 들어간다. 유자청과 같은 과일 형태의 과당은 이른 아침 뇌에 필요한 영양소를 재빠르게 공급하는 역할을 한다. 때문에 아침밥을 먹은 후 소올차를 마시면 뇌의 활동이 오전부터 활발하게 진행되며, 이로 인해 치매, 파킨슨병, 중풍(뇌졸중), 공황 장애, 우울증 등의 예방 및 극복 효과를 기대할 수 있다.

소올차의 효과

- 체내 탄수화물을 포도당(뇌의 에너지원)으로 전환하는 시간을 단축한다.
- 뇌 기능을 두루두루 활성화시킨다.
- 학생이나 직장인에게 필요한 집중력을 개선한다.
- 치매, 중풍(뇌졸중), 공황 장애, 우울증 등 뇌 질환 예방 및 회복에 효과적이다.

소올차

재료

물(생수) 3L, 강황 10g, 천마 20g, 유자청 1찻술, 소금 조금

만드는 방법

1. 생수 3L에 강황 10g, 천마 20g을 넣고 1시간 정도 불린다.
2. 불에 올린 뒤 끓기 시작하면 중불에서 1시간 정도 더 끓인다.
3. 1시간 동안 그대로 식힌 뒤, 체에 면 보자기를 대고 거른다. 걸러진 차는 냉장 보관을 한다.
4. 입맛에 따라 유자청 1찻술과 소금을 넣고, 1회에 100ml씩 하루 2~3잔 정도 마신다. 기호에 따라 따스하게 마셔도 좋다.

소올차주스

재료

소올차 1.5L, 호두 120g, 잣 50g, 아몬드 70g, 유자청 150g, 소금 2g

만드는 방법

1. 소올차에 견과류, 유자청, 소금을 넣고 믹서기에 갈아 준다.

2. 냉장 보관하면서 한 번에 200ml씩 하루 3번 정도 식후에 복용한다.

점심 : 풀자(Release)

스트레스를 계속 담아 두면 스트레스 호르몬이 우리 몸의 면역력을 떨어뜨리고, 뇌 쪽으로의 혈액 순환을 방해하여 집중력이 떨어진다. 스트레스가 쌓이는 낮에는 혈액을 좋게 하는 뇌 건강 지압법 해피버튼(Happy Buttons)을 통해 스트레스를 풀 수 있다. 스트레스를 받을 때마다 이 지압법을 해 주면 자율신경계가 안정되어 스트레스를 해소하는 데 도움이 된다.

해피버튼은 눈썹 바깥쪽의 사죽공혈과 귀 뒤쪽의 예풍혈을 지그시 누르면서 마사지하는 것이다. 사죽공혈은 눈썹 바깥쪽에 위치하는 혈 자리로, 눈 주위의 혈액 순환을 원활하게 하여 피로를 풀어 주고, 전두엽을 자극해 기억력을 높인다. 점심뿐만 아니라 스트레스를 받을 때마다 수시로 사죽공혈을 마사지해 주면 두뇌에 좋다.

예풍혈은 귀 뒤의 작은 뼈 밑으로 움푹 들어가는 부분의 혈 자리이다. 이 부분을 주기적으로 지압하면 뇌로 통하는 혈액의 흐름이 좋아진다. 또 대뇌 피질에 있는 측두엽을 자극하여 두뇌를 활성화할 수 있다.

사죽공혈

예풍혈

방법

각각 혈 자리에 검지를 올리고 3~5분 정도 시계방향으로 원을 그리며 지긋이 누른다. 특별한 부작용은 없으나 너무 오래 지압할 경우 통증이 있을 수 있으니 주의해야 한다.

해피버튼 효과

·뇌를 자극하고 두뇌를 활성화시킨다.

·뇌의 혈액 순환을 돕는다.

·기혈 순환을 돕고, 집중력과 기억력을 향상시킨다.

·자율 신경계가 안정되어 스트레스 해소에 도움이 된다.

저녁 : 휴식하자(Relax)

저녁이 되면 아침과 낮 동안 쌓인 스트레스로 뇌에 피로가 느껴지며, 대뇌 활성도가 떨어진다. 때문에 저녁에는 될 수 있으면 지친 뇌에 충분한 휴식을 주는 것이 뇌 건강을 지키는 데 매우 중요하다. 이럴 때 가장 추천하는 방법이 마음으로 몸을 다스리는 명상이다. 명상은 온종일 지친 뇌에 휴식을 주는 시간이다. 뇌가 제때 쉬기만 해도 상당한 스트레스가 줄어들며, 뇌 용적 자체가 넓어진다.

뇌 건강 명상 치료법으로는 하버드대학교 의과대학의 흠싸 명상 치료법이 있다. '흠싸'는 힌두교의 주문으로, 명상 중 복식 호흡을 통해 몸 안에 쌓인 스트레스와 근심을 해소할 수 있다. 치매, 파킨슨병, 중풍(뇌졸중), 공황 장애, 우울증 등의 뇌 질환을 예방하는 데 도움이 된다. 꼭 흠싸 명상 치료법이 아니더라도 뇌에 편안한 휴식을 줄 수 있으면 그 어떤 형태의 명상법이라도 좋다.

흠싸 명상 치료법

1. 매일 하루에 1번 25분간 명상 음악을 듣는다.

2. 날짜와 시간, 들을 때의 집중 정도를 1~5점, 듣고 난 이후 마음이 편해진 정도를 1~4점으로 평가한다.

3. 점수를 기록하여 4주마다 병원에서 체크 받는 방식으로 명상 치료를 진행한다.

4. 듣는 시간은 하루 중 자신이 편한 시간에 하면 된다.

치매의 시작은 4·50대의 건망증, 미리 준비하자!

1단계 치매 예방 치료 시기 : 건망증

건망증과 치매의 원인은 매우 유사하다. 때문에 둘의 연결 고리를 미리 끊지 않는다면, 위험군 또는 중증의 건망증은 치매로 이어질 수 있다.

2단계 치매 예방 치료 시기 : 경도인지장애

경도인지장애는 치매 예방의 마지막 단계이다. 정확한 검사와 치료를 시작한다면 안전한 정상 범주로 돌아갈 수 있다.

조기 발견 및 치료가 중요한 시기 : 치매

보건 복지부가 실시한 전국 규모의 치매 역학 연구에 따르면 최경도 및 경도 치매 환자가 전체 치매 환자의 70%를 차지하며, 조기 발견 및 치료의 시급함을 보여 주고 있다.

저금통 돈 계산하기

월   일

정답 ▶ p.121

주의집중
계산력
UP!

수정이가 할아버지의 생신 선물을 사기 위해 저금통을 열었습니다. 돈의 앞면과 뒷면을 자세히 살펴보세요. 전체 금액은 얼마인가요?

전체 금액 :   **원**

2 일 오름차순으로 동그라미 하기

월 일

정답 ▶ p.121

UP! 주의집중 내용 파악

네모 칸에 다양한 숫자들이 있습니다. 오름차순(1 → 2 → 3 → 4 → 5 → ……)으로 동그라미 하세요.

53	7	42	23	38	9	29	51
46	8	15	58	18	39	50	13
28	57	22	①	54	5	27	40
14	41	59	37	2	26	12	55
47	21	3	48	17	43	34	20
56	31	52	25	4	33	44	6
60	11	32	16	45	10	63	35
30	61	24	62	36	64	19	49

물건을 사기 위해 가게에 왔습니다. 물건의 가격을 잘 보고 다음 물음에 답해 보세요.

살 물건	영희 가게	순희 가게	철수 가게
오이	1,500	1,450	1,300
상추	2,000	1,900	2,100
꽃게	10,000	9,000	8,500
고추	1,500	1,300	2,000

1 네 개의 물건을 한 가게에서 모두 살 때, 어떤 가게가 가장 싼가요?

2 순희네 상추값과 철수네 고추값을 합한 금액은 얼마인가요?

3 영희네 꽃게값에서 철수네 꽃게값을 뺀 금액은 얼마인가요?

4 만약 오이를 제외한 나머지 물건을 산다면 어느 가게가 가장 비싼가요?

4 일 동화 틀린 그림 찾기

월 일

정답 ▶ p.124

위아래 그림에는 다른 부분이 5곳 있습니다. 다른 부분을 찾아서 동그라미 하세요.

5 일 동전 지갑 계산하기
월   일

정답 ▶ p.121

지갑 안의 동전을 전부 찾아서 계산해 보세요. 동전이 아닌 것도 있으니 주의하세요.

총 금액 :   원

속담 찾기

정답 ▶ p.121

글자가 조각조각 흩어졌습니다. 속담을 찾아서 아래 빈칸에 적어 보세요. 말이 되지 않는 속담도 있으니 잘 찾아보세요.

1

2

기차 계산하기

월   일

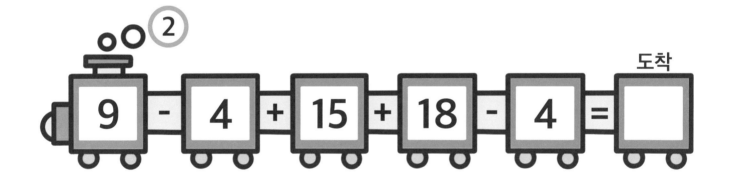

① 5 + 9 + 7 + 9 + 3 = □ 도착

② 9 - 4 + 15 + 18 - 4 = □ 도착

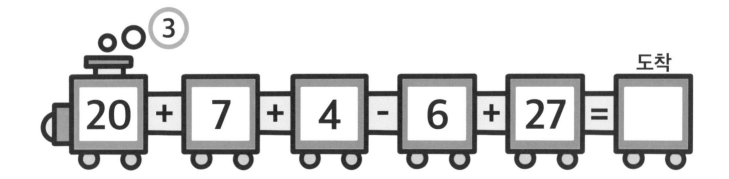

③ 20 + 7 + 4 - 6 + 27 = □ 도착

기차가 출발하기 위해서는 기차 안에 있는 숫자를 빼거나 더해서 나온 답을 알아야 합니다. 각 기차의 왼쪽에 있는 숫자부터 계산해서 도착에 도달해 보세요.

1일 공항에 왔어요

월   일

정답 ▶ p.121

여행을 가기 위해 사람들이 공항에 왔습니다. 공항 키오스크에 나타난 정보를 확인하고, 다음 물음에 답해 보세요.

꽃 항공
탑승 시각
13:59
탑승구
159
출발 시각
14:20

해님 항공
탑승 시각
12:59
탑승구
200
출발 시각
13:30

별 항공
탑승 시각
14:15
탑승구
159
출발 시각
14:40

고래 항공
탑승 시각
9:30
탑승구
58
출발 시각
10:30

물고기 항공
탑승 시각
11:50
탑승구
100
출발 시각
12:30

구름 항공
탑승 시각
12:59
탑승구
58
출발 시각
13:30

탑승 시각: 9:30
탑승구: 58
출발 시각: 10:30
김건강 표 정보

탑승 시각: 12:59
탑승구: 200
출발 시각: 13:30
김예준 표 정보

탑승 시각: 13:59
탑승구: ?
출발 시각: 14:20
박하민 표 정보

탑승 시각: ?
탑승구: 159
출발 시각: 14:40
강유리 표 정보

1 김건강 씨는 무슨 항공 비행기를 타고 가나요?

2 박하민 씨는 무슨 항공 비행기를 타고 가나요?

3 강유리 씨의 탑승 시각은 몇 시인가요?

4 탑승구가 같은 사람들은 누구누구인가요?

2일 물건의 값은?

월 일

정답 ▶ p.121

물건을 사기 위해 값이 얼마인지 알아야 합니다. 물건의 값을 찾아 정답을 적어 보세요.

보기

1

+

_____

정답 :

2

+

_____

정답 :

3 일 좌표 찾기

월 일

정답 ▶ p.121

그림과 일치하는 조각의 좌표를 찾아보세요.

보기 5, E

,

,

,

소풍 장소에 바구니를 놓고 왔습니다. 무사히 바구니를 가지러 갈 수 있도록 도와주세요.

올바른 숫자 찾기

월   일

정답 ▶ p.121

주의집중
계산력
UP!

답이 되는 숫자를 찾아 동그라미 하세요. 찾기 어렵다면 오른쪽에서 왼쪽으로 거꾸로 계산해 보세요.

보기

④
3    $+9-3=10$

1

11
10    $+4-6=8$

2

8
6    $-3+15=20$

3

10
12    $-8+14=18$

4

2
4
6    $+6+7=17$

5

7
5
8    $-4+9=13$

6일 저울 추측하기

월 일

정답 ▶ p.121

저울에 A~D까지 4종의 저울추가 놓여 있습니다. 오른쪽의 숫자들은 각 저울추의 무게를 뜻합니다. 저울을 보고 A~D의 답을 적어 보세요.

 1

A =   B =   C =   D =

2

A =   B =   C =   D =

3

A =   B =   C =   D =

모눈종이 따라 그리기

월   일

정답 ▶ p.121

다음 그림을 보고 아래 모눈종이에 똑같이 그려 보세요.

키오스크 계산하기

월   일

상황 유추
숫자 계산

할머니가 햄버거 가게에 왔습니다. 키오스크에 적힌 가격을 확인하고 할머니의 주문 내역 속 금액을 적어 보세요.

할머니의 주문 내역

불고기 햄버거 2개	원
사이다 1개	원
감자튀김 2개	원
오징어 링 2개	원
총 금액 :	원

가려진 사자성어 맞추기

월   일

정답 ▶ p.121

가려진 글자를 자세히 보면 사자성어입니다. 가려진 글자와 의미를 보고 사자성어를 적어 보세요.

1 맛이 좋은 음식이 많이 차려 있다는 의미

2 스스로 묻고 스스로 대답한다는 의미

3 죽을 고비를 넘기고 겨우 살아났다는 의미

4 여러 분야에서 뛰어난 사람이란 의미

5 자나 깨나 잊지 못한다는 의미

6 떨어지는 꽃과 흐르는 물이라는 의미

3일 10자리 수 계산하기

월 일

정답 ▶ p.121

각 칸에는 0~10까지의 숫자 중 없는 숫자가 있습니다. 그 숫자를 찾아 계산해 보세요.
숫자가 한글로 변형돼 있으니 주의해서 문제를 풀어 보세요.

보기

①

이	십	사
칠	구	오
육	삼	팔

+

③

이	오	일
팔	사	육
칠	십	구

+

⑥

팔	구	오
사	칠	일
십	이	삼

= **10**

1

일	삼	사
오	육	칠
구	팔	십

+

일	삼	이
육	오	칠
구	십	팔

+

삼	이	일
오	육	사
팔	십	구

=

2

삼	일	사
육	오	칠
구	팔	십

+

일	사	육
이	오	칠
구	팔	십

-

이	일	삼
육	오	칠
구	십	팔

=

3

삼	이	일
사	칠	육
오	구	십

-

이	일	사
육	오	팔
칠	구	십

-

일	삼	사
오	칠	팔
육	구	십

=

숨은 숫자 찾기

월   일

정답 ▶ p.124

<번호> 안의 숫자를 찾아서 동그라미 하세요. <보기>처럼 가로 세로로는 찾을 수 있지만 대각선은 해당하지 않습니다.

보기

3	2	1
3	3	2
1	6	3

번호

7712	~~1567~~	9716
7789	9455	2334

1	5	6	7	8	0	0	9
1	1	5	8	9	4	5	5
0	0	1	1	5	0	1	8
8	8	9	7	1	6	8	8
7	9	3	4	5	0	9	7
7	4	4	8	3	1	2	7
8	8	2	3	3	4	8	1
9	9	2	0	0	2	9	2

모두 몇 개일까?

월   일

여러 가지 과일이 있습니다. 아래 문제를 보고 정답을 적어 보세요.

1

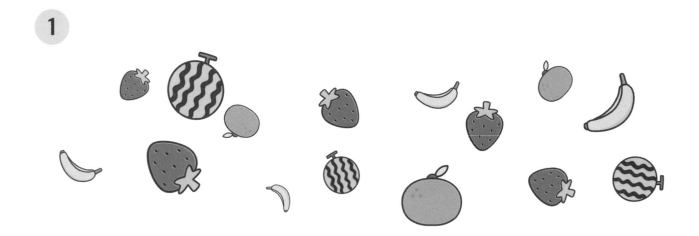

딸기와 바나나를 합한 수에서 귤을 뺀 수를 써 보세요.

2

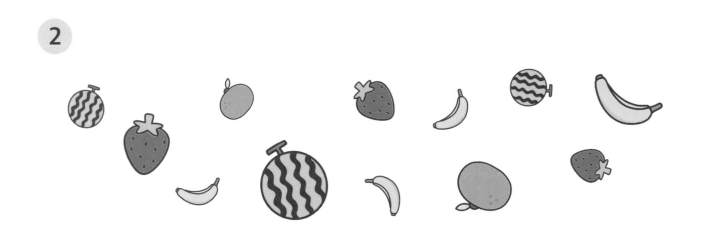

바나나와 귤을 합한 수에서 수박을 뺀 수를 써 보세요.

짝 찾아서 잇기

월   일

정답 ▶ p.124

같은 글자끼리 선으로 이어 보세요. 단, 한 번 지나간 곳을 다시 지나가거나, 선끼리 교차해서는 안 됩니다.

보기

가

나 가

나

가

나   가

라

다

나

라

다

물건 찾기

월   일

정답 ▶ p.121

각 물건의 위치를 3분 안에 외워 봅시다. 3분이 되면 손으로 그림을 덮고 아래 물음에 답해 보세요. 모든 물음에 답을 한 후 올바르게 적혀 있는지 확인해 보세요.

1 모자는 어디에 있나요?

2 양말은 방1에 있습니다.   O , X

3 물과 도넛은 각각 어디에 있나요?

4 거실에는 무슨 물건이 있나요?

가장 무거운 순서 찾기

다음 A~D의 기울기를 보고 무거운 순으로 나열해 보세요.

1

>   >   >

2

>   >   >

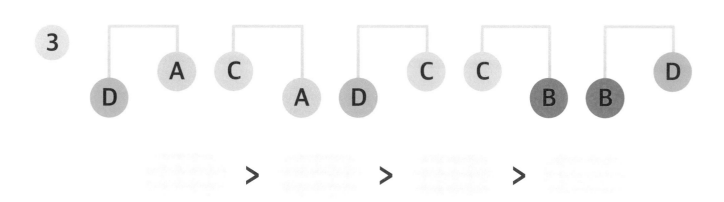

3

>   >   >

사진 틀린 그림 찾기

정답 ▶ p.124

주의집중
시각적 내용 파악
UP!

오른쪽과 왼쪽 사진에는 다른 부분이 5곳 있습니다. 다른 부분을 찾아서 동그라미 하세요.

3 일 같은 조합 찾기
월   일

정답 ▶ p.121

<보기> 그림과 같은 아이콘을 가진 것이 무엇인지 찾아서 동그라미 하세요.

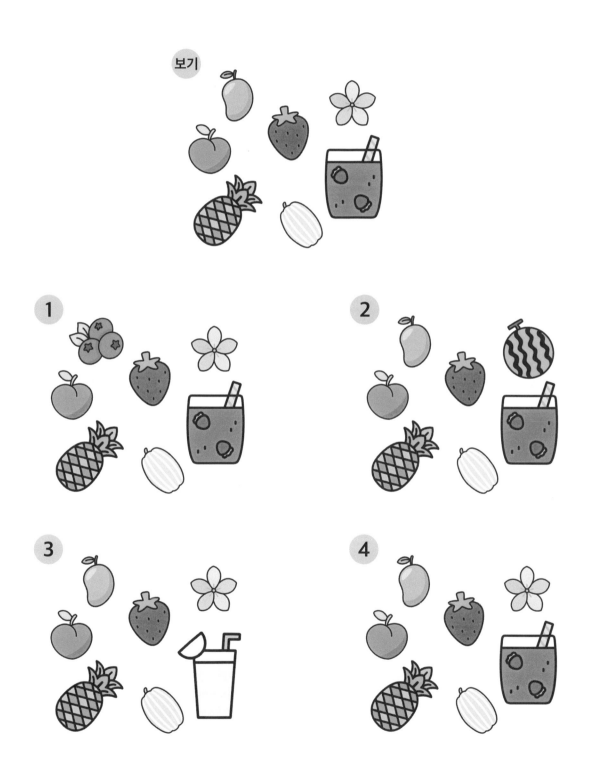

보기

1

2

3

4

4 일 시간 계산하기

월   일

정답 ▶ p.121

다음 문제는 시간 문제입니다. 몇 시간 몇 분인지 답을 적어 보세요.

1 2 시간 6 분 + 2 시간 5 분 =   시간   분

2 4 시간 10 분 + 2 시간 19 분 =   시간   분

3 8 시간 34 분 - 2 시간 50 분 =   시간   분

4 9 시간 21 분 - 2 시간 21 분 =   시간   분

5 10 시간 52 분 + 1 시간 7 분 =   시간   분

5 일 세로 틀린 그림 찾기

월 일

정답 ▶ p.124

오른쪽과 왼쪽 그림에는 다른 부분이 5곳 있습니다. 다른 부분을 찾아서 동그라미 하세요.

달력 보기

월   일

정답 ▶ p.121

김나미 씨의 달력에는 여러 일정이 적혀 있습니다. 일정을 확인하고 다음 물음에 답해 보세요.

9월

일	월	화	수	목	금	토
1	2	3	4	5	6	7 결혼 ♥ 기념일
8	9 오늘	10	11 가족과 외식	12	13 건강 검진	14
15	16	17	18	19	20	21 ♬ 음악 연주회
22	23	24 부산 여행	25	26 ♥ 딸 생일	27	28
29	30					

1 오늘은 9일 월요일입니다. 지난 7일 토요일에는 무슨 일정이 있었나요?

2 딸의 생일은 언제인가요? 그리고 음악 연주회는 무슨 요일인가요?

3 오늘부터 며칠 뒤에 부산 여행을 가나요?

4 오늘부터 5일 뒤는 무슨 요일인지 써 보세요.

7일 가로 세로 계산하기

월   일

정답 ▶ p.124

가로와 세로를 더해서 나온 답을 빈칸에 적어 보세요. 계산은 위에서 옆으로 하세요.

+	5	8	17	23	36	47
2 →	7 (5+2)	10 (8+2)				
3						
12						
31						
45						
44						

좋은 글 필사하기

[읽기] 아래 문장을 천천히 읽어 봅시다.

不徑一事 不長一智

(불경일사 불장일지)

한 가지 일도 겪지 않은 사람이면 한 가지 지혜도 성장하지 않는다.

—『명심보감』—

※徑: 지름길 경, 건널 경, 智: 슬기 지

[쓰기] 다음 글자 위에 펜으로 따라 써 봅시다.

不徑一事 不長一智

(불경일사 불장일지)

한 가지 일도 겪지 않은 사람이면 한 가지 지혜도 성장하지 않는다

—『명심보감』—

※徑: 지름길 경, 건널 경, 智: 슬기 지

2개의 저금통 계산하기

월   일 .... 정답 ▶ p.122

주의집중
계산력

수정이와 민준이가 할아버지 생신 선물을 사기 위해 저금통을 열었습니다. 화폐의 앞면과 뒷면을 자세히 살펴보고 아래의 물음에 답해 보세요.

수정

민준

1 수정이와 민준이의 저금통에 있는 금액은 각각 얼마인가요?

수정: 원   민준: 원

2 수정이와 민준이의 저금통을 합친 금액을 적어 보세요.   원

글자 퍼즐

월   일

정답 ▶ p.122

언어 및 시각 이해와 결합 UP!

흩어진 퍼즐 조각을 알맞은 순서에 따라 정렬하면 하나의 글자가 나타납니다. 어떤 글자인지 정답을 적어 보세요.

정답 :

벽돌 쌓기

월   일 · · · · · · · · · · · · · · ·   정답 ▸ p.124

아래 숫자들이 모여서 위의 큰 숫자가 됩니다. 왼쪽과 오른쪽의 숫자 합이 바로 위 블록의 숫자입니다. 빈칸에 들어갈 숫자를 적어 보세요.

보기

1

2

3

4

4 일 좌우 대칭 그림 찾기

월   일

정답 ▸ p.122

알맞은 조각 그림을 찾아 동그라미 하세요. 찾는 것이 어렵다면 거울을 생각해 보세요.

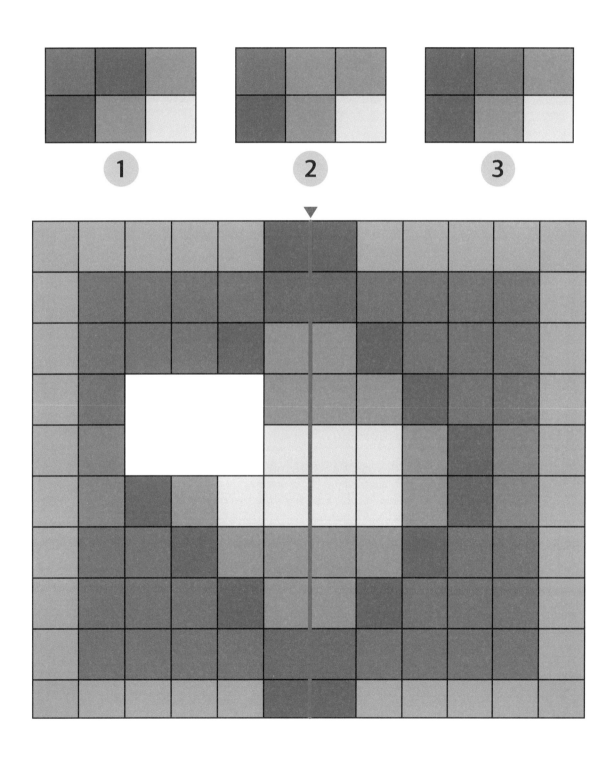

5일 단어 찾기

월   일 ···················· 정답 ▶ p.124

<보기>에서 주어진 글자를 찾아보세요. 몇 개나 찾을 수 있나요? 가로, 세로, 대각선으로 찾을 수 있습니다.

보기   백일홍, 우유, 수선화, 무궁화, 고구마, 단무지, 강아지, 사진

단	가	우	유	감	자	자	백
무	백	나	강	아	지	일	고
지	홍	유	화	투	홍	치	구
지	수	조	강	아	장	미	술
아	선	진	비	고	지	나	강
홍	화	강	치	과	구	나	강
수	수	치	사	진	치	마	술
무	궁	화	단	무	진	가	래

화투 패 계산하기

월   일 ·················· 정답 ▶ p.122

주의집중
계산력
UP!

화투 패에는 그림별로 숫자를 갖고 있습니다. 각 화투 패의 값이 얼마인지 알아보고 답을 적어 보세요.

7 일 미로 찾기

아빠 토끼가 일을 마치고 집에 돌아갈 수 있도록 도와주세요.

색과 글자 매치

월   일 .... 정답 ▸ p.124

언어 및 시각
이해와 결합
UP!

글자의 색을 소리 내어 읽어 보고, 아래의 칸에 글자의 색을 적어 보세요.

노랑	초록	검정	하양	파랑
↓ 파랑				
빨강	파랑	검정	주황	노랑
하양	초록	파랑	검정	빨강
파랑	노랑	하양	검정	초록
주황	검정	빨강	하양	노랑

과일 바구니

다음 바구니 안에 든 과일의 전체 금액이 얼마인지 적어 보세요.

1,000원

1,500원

5,000원

2,200원

2,500원

합계 :   원

합계 :   원

3일 주사위 아랫면 계산하기

월 일 ························· 정답 ▶ p.122

주사위를 던지면 나오는 눈금의 숫자와 반대편의 숫자를 합치면 항상 7이 됩니다. 윗면의 숫자가 1이라면 아랫면의 숫자가 6인 거죠. 이런 식으로 주사위 아랫면을 A, B, C, D순으로 계산해 보세요.

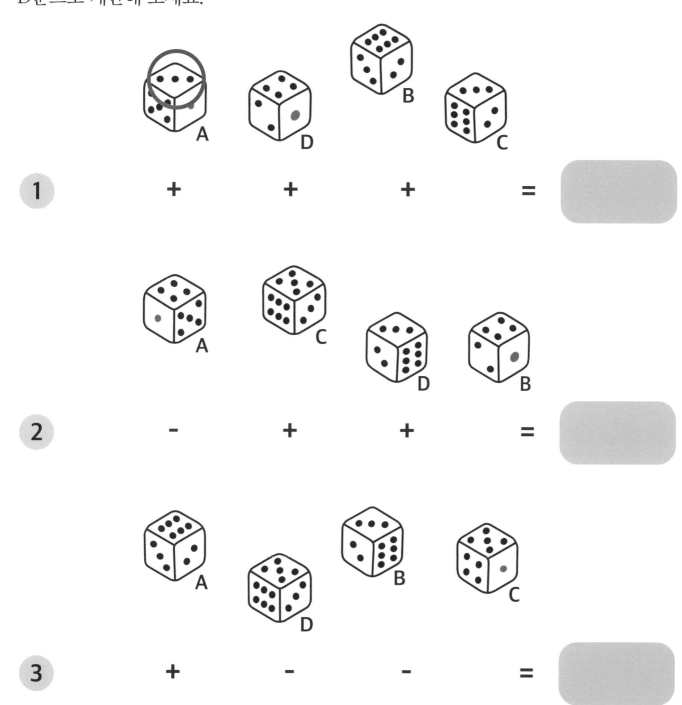

1 ⬜ + ⬜ + ⬜ = [ ]

2 ⬜ − ⬜ + ⬜ = [ ]

3 ⬜ + ⬜ − ⬜ = [ ]

작물 찾기

정답 ▸ p.122

각 밭에는 주인이 따로 있습니다. 주인들이 심어 놓은 작물들을 확인하고 다음 물음에 답해 보세요.

파 3개	옥수수 1개	옥수수 1개	파 2개	감자 3개
감자 3개	옥수수 1개	옥수수 2개	감자 3개	파 3개
파 1개	감자 1개	감자 1개	파 3개	감자 2개
옥수수 1개	감자 2개	옥수수 1개	감자 2개	옥수수 3개
옥수수 2개	옥수수 3개	파 1개	옥수수 3개	감자 2개

■ = 김건강의 땅 / □ = 김예준의 땅 / ▨ = 김하민의 땅 / ■ = 김유리의 땅

1 가장 많은 땅을 가진 사람 순서대로 나열해 보세요.

　　　　→　　　　　　　　→　　　　　　　　→

2 감자를 가장 많이 갖고 있는 사람은 누구인가요?

3 김유리 씨의 땅에는 무슨 작물이 가장 많나요?

5 일 건물 계산하기

건물의 맨 위에 있는 숫자부터 1층까지 순서대로 계산해 보세요.

첫 번째 건물:
9
+
11
+
15
+
12
+
29
+
21
답:

두 번째 건물:
9
-
4
+
26
-
17
+
22
답:

세 번째 건물:
24
+
15
+
25
+
11
답:

같은 패턴 찾기

월   일

정답 ▶ p.124

아래의 네모 칸에 여러 가지 패턴이 있습니다. <보기>와 같은 패턴을 2개 찾아서 동그라미 하세요.

보기

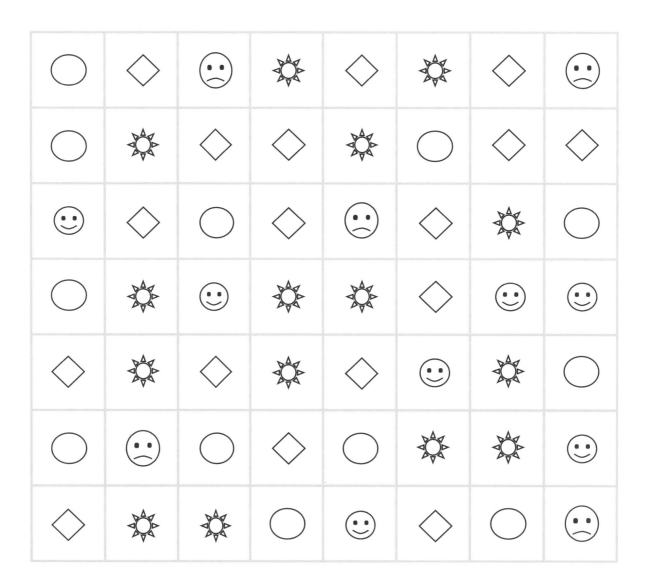

7일 기호 계산하기

월   일   ·································   정답 ▸ p.122

<보기>에 다양한 기호들이 있습니다. 각 기호의 개수를 알아보고 아래의 문제를 계산해 보세요.

보기

@ ♡ ! ? @ ♡ @ ? ! ♡
? ♡ @ $! @ ♡ $? !

1    $6 \quad + \quad \boxed{?} \quad - \quad 2 \quad =$

2    $9 \quad - \quad \boxed{♡} \quad + \quad 2 \quad =$

3    $\boxed{!} \quad + \quad 2 \quad + \quad 7 \quad =$

4    $\boxed{@} \quad - \quad 1 \quad - \quad 2 \quad =$

5    $26 \quad + \quad \boxed{\$} \quad - \quad 13 \quad =$

1일 도형 맞추기

월   일 · · · · · · · · · · · · · · · ·   정답 ▶ p.125   UP! 공간 파악 변화 이해

아래 도형은 아래 칸의 도형들을 쌓은 것입니다. 도형을 잘 보고 알맞은 숫자를 찾아 계산해 보세요.

1	2	3	4	5	6
■	▬	◣	▱	⬡	⬆

7	8	9	10	11	12
▲	▮	▢	╱	★	●

보기

1 + 8 + 3 + 10 = 22

1   ＋ ＋ ＋ ＝

2   ＋ ＋ ＋ ＝

3   ＋ ＋ ＋ ＝

4   ＋ ＋ ＋ ＝

5   ＋ ＋ ＋ ＝

물건 가격 계산하기

다음 <보기>를 보고 꽃 가격을 계산해 보세요.

보기

9,000원   12,000원   6,000원   7,000원

① 🌸 + 🌼 + 🌻 =

② 🌻 - 🌸 + 🌼 =

③ 🌸 + 🌼 - 🌻 + 🌺 =

아래 9개의 숫자 중 4개를 더해서 100을 만들어 보세요. 단, 같은 숫자는 두 번 사용할 수 없습니다.

정답 :

4 속담 미로 퀴즈

월 　 일 ······················· 정답 ▶ p.122

주의집중
내용 파악

각 칸에 쓰인 글자를 연결해 속담이 되도록 만들어 보세요. 입구부터 출구까지 ♡를 제외한 모든 칸을 한 번씩 지나야 합니다.

입구

서	♡	생	사
투	♡	이	람
른	의	원	잡
♡	♡	다	는

출구

정답 :

입구

일	찍	♡	♡
♡	일	어	난
레	벌	가	새
를	잡	는	다

출구

정답 :

거리 계산하기

거리를 확인하고 계산해 보세요. 계산을 다 했다면, 눈금에 거리를 표시해 봅시다.

보기   6m - 4m =   2m

0   5m

1   3m 90cm - 3m 50cm =

0   5m

2   5m 70cm - 3m 40cm =

0   5m

3   8m - 4m =

0   5m

4   5m - 1m 40cm =

0   5m

6일 미로 찾기

월 일 ·················· 정답 ▶ p.125

주변 상황 파악
공간 지각력
UP!

유령의 집에 와 있습니다. 무사히 유령의 집에서 빠져나올 수 있도록 도와주세요.

오늘의 하루

월   일 .... 정답 ▶ p.125

아래 지문은 초등학생 손녀의 방학 중 생활 계획 일부입니다. 아침에 일어나서 해야 할 일을 순서대로 나열해 보세요.

가 동생과 함께 낮 3시 30분에 숙제를 합니다.

나 아침 10시 30분에 친구들과 함께 학원에 갑니다.

다 씻고, 양치한 다음 밤 9시 40분에 잠자리에 듭니다.

라 엄마와 같이 점심을 12시 20분에 먹습니다.

마 방학이라도 아침 8시에는 일어납니다.

→   →   →   →

위의 '마' 지문에 나타난 시간을 직접 그려 보세요.

오전   오후

카드 동전 잇기

월   일 .... 정답 ▶ p.125

흩어진 카드와 동전에는 문제와 정답이 적혀 있습니다. 2분 안에 짝을 찾아서 연결해 보세요.

5+8	44
35+9	7
12-5	13
29+7	22
	36
	5

윷놀이하기

월   일 · · · · · · · · · · · · · · · · · · · 정답 ▶ p.125

주의집중
내용 파악
UP!

예준이는 추석을 맞이해 가족과 함께 윷놀이를 하고 있습니다. 윷판을 확인하고 아래 물음에 답해 보세요.

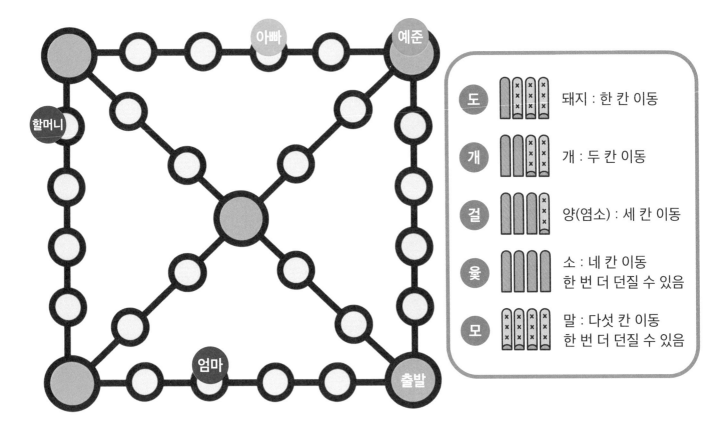

1 만약 예준이가 [도 → 걸]이 나온다면 어디에 있을지 윷판에 표시해 보세요.

2 엄마는 무슨 윷가락이 나와야 출발에 도착할 수 있나요?
   가장 큰 윷가락을 기준으로 적어 보세요.

3 만약 아빠가 [걸]이 나온다면 어디에 있을지 윷판에 표시해 보세요.

4 할머니는 개가 나오고 그다음에도 개가 나왔습니다.
   그렇다면 할머니가 어디에 있을지 윷판에 표시해 보세요.

3일 나뭇잎 수 계산하기

월   일

정답 ▶ p.122

주의집중 계산력
UP!

나뭇잎이 여기저기 흩어져 있습니다. 나뭇잎을 종류별로 합해서 아래 물음에 답해 보세요.

 + - =

다양하게 계산하기

월   일 .... 정답 ▸ p.122

상황 유추
숫자 계산
UP!

문제에 숫자와 한글이 섞여 있습니다. 한글로 쓰인 숫자를 알아보고 다음 문제를 계산해 보세요.

1   **오** + **사** - **삼** =

2   33 - **이십육** + 12 =

3   삼십오 + 22 + 이십팔 =

4   **삼십칠** - 십구 - **9** =

5   34 + **42** - 이십팔 =

5일 짝 맞추기

다음 그림 중 같은 것을 두 개씩 묶어 짝을 지을 때, 짝이 없는 것이 1개 있습니다. 어느 것인지 찾아보세요.

시간 전후 맞추기

다음 아래 시계의 시간을 보고 문제의 정답을 적어 보세요.

1

2시간 30분 후는?

1시간 전은?

2

3시간 후는?

2시간 30분 전은?

3

4시간 30분 후는?

1시간 전은?

한 번만 등장하는 아이콘

월   일 · · · · · · · · · · · · · · · · · 정답 ▶ p.125

한 번만 등장하는 아이콘이 1개 있습니다. 그 아이콘을 찾아서 동그라미 하세요.

좋은 글 필사하기

[읽기] 아래 문장을 천천히 읽어 봅시다.

눈을 조심하여 남의 그릇됨을 보지 말고

입을 조심하여 나쁜 친구를 따르지 말라.

유익하지 않은 말은 실없이 하지 말고

내게 상관없는 말은 부질없이 시비치 말라.

[쓰기] 다음 글자 위에 펜으로 따라 써 봅시다.

눈을 조심하여 남의 그릇됨을 보지 말고

입을 조심하여 나쁜 친구를 따르지 말라.

유익하지 않은 말은 실없이 하지 말고

내게 상관없는 말은 부질없이 시비치 말라.

1일 돈 계산하기

월   일

정답 ▸ p.123

다음 각 지폐와 동전이 얼마인지 알아내 정답을 적어 보세요.

보기   +   =   **7,500** 원

1   −   =   원

2   +   =   원

3   −   =   원

4   +   =   원

사용된 막대기는 몇 개?

동물이 있는 울타리가 있습니다. 각각의 울타리에 사용된 막대기는 몇 개인지 정답을 적어 보세요.

다른 글자 찾기

월   일

정답 ▶ p.125

똑같아 보이지만, 다른 글자가 숨어 있습니다. 다른 글자 하나를 찾아보세요.

흙

흙	흙	흙	흙	흙
흙	흙	흙	흙	흙
흙	흙	흙	흙	흙
흙	흙	흙	흙	흙
흙	흙	흙	흙	흙

해

해	해	해	해	해
해	해	해	해	해
해	해	해	해	해
헤	해	해	해	해
해	해	해	해	해

강

강	강	강	강	강
강	강	강	강	강
강	강	강	강	강
강	강	강	강	강
강	강	강	강	걍

활쏘기

월   일   정답 ▶ p.123

활쏘기 대회가 열렸습니다. 점수를 계산해 아래 물음에 답해 보세요.

색상 포인트

흰색: 2점

검은색: 4점

파란색: 5점

빨간색: 6점

노란색: 7점

화살

예준 선수: 초록색 화살

하민 선수: 분홍색 화살

유리 선수: 빨간색 화살

1 예준 선수는 몇 점을 받았습니까?

2 분홍색 화살은 몇 점을 받았습니까?

3 예준 선수와 하민 선수의 점수 합계를 적어 보세요.

4 우승한 선수는 누구입니까?

사진 틀린 그림 찾기

월   일

정답 ▶ p.125

위아래 사진에는 다른 부분이 5곳 있습니다. 다른 부분을 찾아서 동그라미 하세요.

6일 아령의 무게는?

월   일 · · · · · · · · · · · · · · · · · 정답 ▶ p.123

상황 유추
숫자 계산
UP!

<보기>에서 각 아령의 무게를 찾아보고 저울 안 아령의 무게를 계산해 보세요.

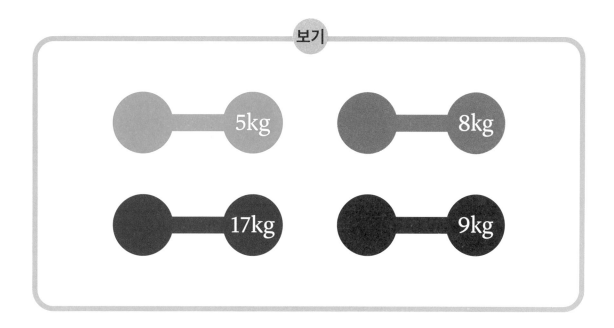

보기

5kg   8kg

17kg   9kg

=   kg

그림을 감상하고 싶지만 가려진 부분 때문에 정확하게 보이지 않습니다. 원래 어떤 모습이었을지 추측해 찾아보세요.

다른 하나 찾기

월   일 · · · · · · · · · · · · · · · · 정답 ▶ p.125

모두 똑같은 그림 같지만, 다른 그림 1개가 숨어 있습니다. <보기>와 같은 그림 1개를 찾아보세요.

보기

달팽이

월   일 · · · · · · · · · · · · · · · 정답 ▶ p.125

주의집중
내용 파악
UP!

달팽이 껍데기 안에 단어가 적혀 있습니다. <보기>에서 알맞은 말을 골라 빈칸에 채워 보세요.

무궁화, 장미, 화장실,
고구마, 자전거, 치과,
쑥떡, 감자

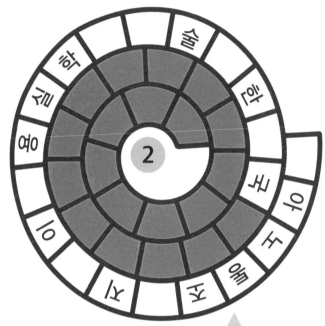

미술, 대한민국, 미용실,
지렁이, 통조림,
피아노, 학교

사자, 호랑이, 거북이,
낙타, 펭귄, 수박, 돼지,
배추, 가지

시간 맞추기

월   일 · · · · · · · · · · · · · · · · · ·   정답 ▶ p.123

아래는 오늘 김건강 씨의 가족들이 집에 돌아온 시각을 나타낸 것입니다. 아래 물음에 답해 보세요.

아버지

어머니

김건강

여동생

1 일찍 돌아온 사람부터 차례대로 나열해 보세요.

————————————→ ————————→ —————→

2 여동생은 김건강 씨가 집에 도착하고 몇 시간 몇 분 뒤에 집에 돌아왔나요?

도형 따라 그리기

월   일 · · · · · · · · · · · · · ·   정답 ▶ p.126

다양한 도형이 있습니다. 도형을 그대로 따라 그리지 말고, 오른쪽으로 돌려진 모양을
상상해서 그려 보세요.

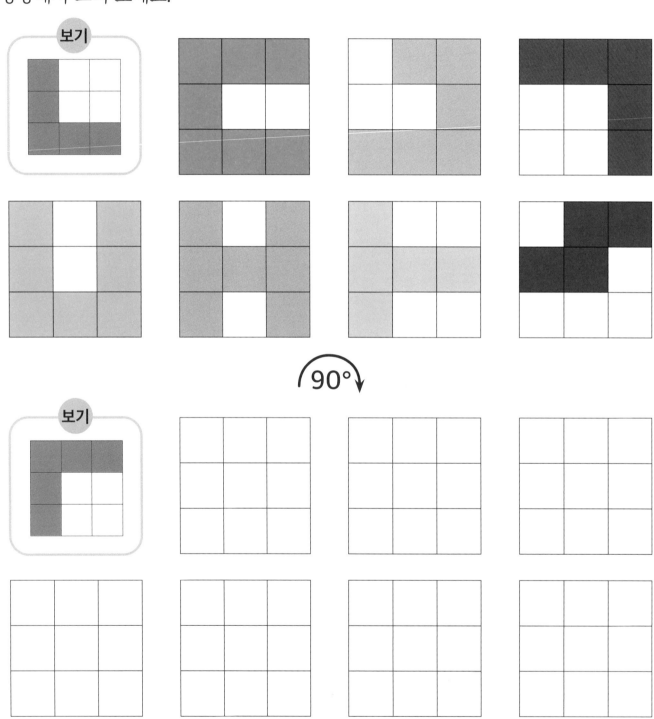

5일 숨은 글자 찾기

월   일

정답 ▶ p.123

주의집중
내용 파악

아래 지문을 읽고 정답을 적어 보세요.

1 분홍색의 낱말을 정렬하여 만들 수 있는 다섯 글자의 말은 무엇인가요?

2 빨간색과 분홍색 낱말을 각각 이용해 만들 수 있는 채소나 과일 2개를 적어 보세요.

3 파란색 낱말 중 인체와 관련된 글자는 몇 개인가요?

4 주황색 낱말로 겨울에 즐길 수 있는 스포츠를 찾아 적어 보세요.

빈칸에 들어갈 숫자는?

월   일 · · · · · · · · · · · · · 정답 ▶ p.123

상황 유추
숫자 계산
UP!

각각의 문제에는 3개의 빈칸과 4개의 숫자가 있습니다. 빈칸에 제시된 숫자 중 3개를 넣어서 정답이 되게 만들어 보세요.

1 ☐ + ☐ + ☐ = **10**

5 · 4 · 3 · 2

2 ☐ + ☐ + ☐ = **10**

3 · 6 · 2 · 1

3 ☐ + ☐ + ☐ = **10**

4 · 1 · 5 · 2

7일 그림 찾아서 넣기

월   일 · · · · · · · · · · · · · · · · 정답 ▶ p.126

주의집중
시각적 내용 파악
UP!

뒤집힌 조각들이 각각 어디에 위치하는지 찾아 동그라미 하세요.

자기소개 하기

월   일 .... 정답 ▶ p.126

주의집중
내용 파악
UP!

세 사람이 모여서 자기소개를 했습니다. 오늘 입은 옷 색깔, 좋아하는 동물, 취미에 관해서 이야기를 나눈 내용이 아래에 있습니다. 내용을 파악해 표에 정리해 보세요.

- 고양이를 좋아하는 사람은 유리입니다.
- 민호는 파란 옷을 입었고, 고슴도치를 좋아하지 않습니다.
- 준서는 검정 옷을 입지 않았습니다.
- 파란 옷을 입은 사람은 강아지를 좋아하고, 게임을 하는 것이 취미입니다.
- 고양이를 좋아하는 사람은 피아노 치는 것이 취미입니다.
- 검정 옷을 입지 않은 사람은 하얀 옷을 입고 있습니다.
- 준서는 농구를 좋아하고, 햄스터를 좋아합니다.
- 고양이를 좋아하는 사람은 노란 옷을 입었으며, 축구가 취미가 아닙니다.

이름	옷 색깔	좋아하는 동물	취미
유리			
민호			
준서			

그림의 답 알아내기

월   일 · · · · · · · · · · · · · · ·   정답 ▸ p.126

각 그림들은 고유의 숫자 값을 갖고 있습니다. 각 그림의 값이 얼마인지 알아보고 마지막 문제의 답을 맞혀 보세요.

1

🦝 + 🦝 + 🦝 = 60

🦝 + 🐱 + 🐱 = 50

🐱 + 🐧 = 25

🦝 + 🐱 + 🐧 =

🦝 :   🐱 :   🐧 :

2

🍎 + 🍎 + 🍎 = 90

🍎 + 🍎 - 🍉 = 40

🍉 - 🍌 = 5

🍎 + 🍉 + 🍌 =

🍎 :   🍉 :   🍌 :

다른 모양 찾기

월 일 .... 정답 ▶ p.126

눈을 크게 뜨고 그림을 바라보세요. 그림을 확인했다면 아래 물음에 답해 보세요.

1 1개만 있는 모양을 그려 보세요.

2 은 몇 개인가요?

3 4개가 있는 것은 무슨 모양인가요?

4일 없는 쌍 찾기

월 일 ········· 정답 ▶ p.126

쌍이 없는 모양이 1개 있습니다. 그 모양을 찾아서 동그라미 하세요.

S	♥	▼	U	N
◈	▽	▲	♣	♡
△	N	▶	T	▼
U	T	S	▽	▶
♡	♣	▲	♥	◈

같은 돈끼리 잇기

월 일 .... 정답 ▶ p.126

지폐와 동전이 어지럽게 놓여 있습니다. 같은 금액끼리 연결해 보세요.

6 일 그림자 찾기

월   일   ······················   정답 ▶ p.123

<보기> 그림의 그림자를 찾아보세요. 각 그림자는 <보기>와 비슷해 보이지만 살짝 다릅니다. 정답을 골라서 동그라미 하세요.

가로 틀린 그림 찾기

월 일 .... 정답 ▶ p.126

위아래 그림에는 다른 부분이 5곳 있습니다. 다른 부분을 찾아서 동그라미 하세요.

1일 주사위 뒷면 계산하기

월   일 .... 정답 ▶ p.123

상황 유추
숫자 계산

주사위를 던지면 나오는 눈금의 숫자와 반대편의 숫자를 합치면 항상 7이 됩니다. 앞면의 숫자가 1이라면 뒷면의 숫자가 6인 거죠. 이렇게 주사위 뒷면을 계산해 보세요.

1 + + =

2 + + =

3 + + =

4 + + =

5 + + =

틀린 그림 찾기

정답 ▶ p.126

위아래 그림에는 다른 부분이 5곳 있습니다. 다른 부분을 찾아서 동그라미 하세요.

3일 사각 퍼즐 옮겨 맞추기

월   일

정답 ▶ p.126

완성된 그림을 보고 조각난 그림을 좌표에 맞게 써 보세요.

	1		

3개월

4주

4 일

미로 찾기

월   일 .... 정답 ▶ p.126

주변 상황 파악
공간 지각력
UP!

안전하게 하산할 수 있도록 도와주세요.

5 일 빠진 숫자 찾기

월   일   ·   정답 ▶ p.123   UP!

주의집중
내용 파악

각 문제에는 빠진 숫자가 있습니다. 문제의 질문을 읽고 정답을 적어 보세요.

1 1~26 중 빠진 숫자가 1개 있습니다.
빠진 숫자를 적어 보세요.

1	26	9	22	8
25	2	20	4	13
11	19	5	16	7
24	3	21	12	17
14	18	10	23	6

빠진 숫자 [   ]

2 1~28 중 빠진 숫자가 3개 있습니다.
빠진 숫자를 적어 보세요.

1	12	3	7	5
23	2	16	17	20
11	22	6	21	8
25	18	19	9	14
24	27	10	28	13

빠진 숫자 [   ]

3 1) 10~35 중 빠진 숫자가 1개 있습니다.
빠진 숫자를 적어 보세요.
2) 끝자리가 4인 숫자를 모두 적어 보세요.

10	24	33	26	12
34	19	11	21	32
23	16	35	15	22
18	28	14	29	13
27	20	30	25	17

빠진 숫자 [   ]

끝자리가
4인 숫자 [   ]

4 1) 10~37 중 빠진 숫자가 3개 있습니다.
빠진 숫자를 적어 보세요.
2) 끝자리가 5인 숫자를 모두 적어 보세요.

18	35	11	27	17
36	23	33	15	34
22	10	19	26	14
37	29	20	12	25
24	28	32	31	16

빠진 숫자 [   ]

끝자리가
5인 숫자 [   ]

다른 그림 찾기

월   일 · · · · · · · · · · · 정답 ▶ p.126

주의집중
시각적 내용 파악
UP!

다 같아 보이나요? 자세히 보면 다른 그림이 있습니다. 다른 그림에 동그라미 하세요.

같은 것은 모두 몇 개?

월   일   ·   정답 ▶ p.123

같은 것이 모두 몇 개인지 개수를 적어 보세요. 세다가 헷갈릴 수 있으니 천천히 세어 보세요.

좋은 글 필사하기

[읽기] 아래 문장을 천천히 읽어 봅시다.

오래 묵을수록 좋은 것 네 가지가 있다.

오래 말린 땔나무,

오래 묵어 농익은 포도주,

믿을 수 있는 옛 친구,

읽을 만한 원로 작가의 글.

[쓰기] 다음 글자 위에 펜으로 따라 써 봅시다.

오래 묵을수록 좋은 것 네 가지가 있다.

오래 말린 땔나무,

오래 묵어 농익은 포도주,

믿을 수 있는 옛 친구,

읽을 만한 원로 작가의 글.

컬러링 색연필과 펜만 있으면 당장 시작할 수 있습니다. 색칠하다보면 자신도 모르게 정신 집중과 이완을 통한 기분 전환과 스트레스 해소 효과를 얻을 수 있습니다.

색연필과 펜만 있으면 당장 시작할 수 있습니다. 색칠하다보면 자신도 모르게 정신 집중과 이완을 통한 기분 전환과 스트레스 해소 효과를 얻을 수 있습니다.

컬러링 색연필과 펜만 있으면 당장 시작할 수 있습니다. 색칠하다보면 자신도 모르게 정신 집중과 이완을 통한 기분 전환과 스트레스 해소 효과를 얻을 수 있습니다.

컬러링 색연필과 펜만 있으면 당장 시작할 수 있습니다. 색칠하다보면 자신도 모르게 정신 집중과 이완을 통한 기분 전환과 스트레스 해소 효과를 얻을 수 있습니다.

컬러링　색연필과 펜만 있으면 당장 시작할 수 있습니다. 색칠하다보면 자신도 모르게 정신 집중과 이완을 통한 기분 전환과 스트레스 해소 효과를 얻을 수 있습니다.

정답

1개월

	1일	2일	3일	4일	5일	6일	7일
1개월 1주차	38,900원	순서대로 찾아보세요	① 순희 가게 ② 3,900원 ③ 1,500원 ④ 영희 가게	P. 124 참조	5,500원	① 천냥 빚도 말로 갚는다 ② 작은 고추가 맵다	① 33 ② 34 ③ 52

	1일	2일	3일	4일	5일	6일	7일
1개월 2주차	① 고래 항공 ② 꽃 항공 ③ 14: 15 ④ 박하민, 강유리	① 317 ② 705	① 2, E ② 3, B ③ 1, B	P. 124 참조	① 10 ② 8 ③ 12 ④ 4 ⑤ 8	① 4, 12, 16, 8 ② 3, 9, 6, 12 ③ 12, 4, 8, 16	잘 따라 그려 보세요

	1일	2일	3일	4일	5일	6일	7일
1개월 3주차	① 12,000원 ② 1,000원 ③ 5,000원 ④ 9,000원 ⑤ 27,000원	① 진수성찬 ② 자문자답 ③ 구사일생 ④ 팔방미인 ⑤ 오매불망 ⑥ 낙화유수	① 13 ② 1 ③ 3	P. 124 참조	① 6 ② 3	P. 124 참조	① 거실 ② O ③ 침대방, 방2 ④ 모자

	1일	2일	3일	4일	5일	6일	7일
1개월 4주차	① DCBA ② ADCB ③ BDAC	P. 124 참조	④	① 4시간 11분 ② 6시간 29분 ③ 5시간 44분 ④ 7시간 0분 ⑤ 11시간 59분	P. 124 참조	① 결혼 기념일 ② 9월 26일, 토요일 ③ 15일 후 ④ 토요일	P. 124 참조

정답

2개월

	1일	2일	3일	4일	5일	6일	7일
2개월 1주차	① 15,000원, 6,900원 ② 21,900원	쌀	P. 124 참조	①	P. 124 참조	① 22 ② 14 ③ 26 ④ 44	P. 124 참조

	1일	2일	3일	4일	5일	6일	7일
2개월 2주차	P. 124 참조	① 24,600원 ② 39,500원	① 4, 1, 4, 3, 12 ② 3, 3, 2, 4, 6 ③ 1, 4, 2, 2, 1	① 김건강, 김유리, 김하민, 김예준 ② 김건강 ③ 옥수수	① 97 ② 36 ③ 75	P. 124 참조	① 8 ② 6 ③ 13 ④ 2 ⑤ 15

	1일	2일	3일	4일	5일	6일	7일
2개월 3주차	P. 125 참조	① 28,000원 ② 10,000원 ③ 16,000원	56, 17, 23 ,4	① 서투른 의원이 생사람 잡는다 ② 일찍 일어난 새가 벌레를 잡는다	P. 125 참조	P. 125 참조	P. 125 참조

	1일	2일	3일	4일	5일	6일	7일
2개월 4주차	P. 125 참조	P. 125 참조	9	① 6 ② 19 ③ 85 ④ 9 ⑤ 48	P. 125 참조	① 9시 40분, 6시 10분 ② 8시 45분, 3시 15분 ③ 6시 55분, 1시 25분	P. 125 참조

3개월

3개월 1주차	1일	2일	3일	4일	5일	6일	7일
	① 10,000원 ② 8,500원 ③ 2,000원 ④ 7,500원	① 6 ② 6 ③ 14 ④ 2 ⑤ 4	P. 125 참조	① 6점 ② 4점 ③ 10점 ④ 유리	P. 125 참조	47kg	②

3개월 2주차	1일	2일	3일	4일	5일	6일	7일
	P. 125 참조	P. 125 참조	① 어머니, 김건강, 아버지, 여동생 ② 2시간 5분	P. 126 참조	① 상수리나무 ② 수박, 상추 ③ 2개 ④ 스키	① 5, 3, 2 ② 3, 6, 1 ③ 4, 1, 5	P. 126 참조

3개월 3주차	1일	2일	3일	4일	5일	6일	7일
	P. 126 참조	P. 126 참조	P. 126 참조	P. 126 참조	P. 126 참조	②	P. 126 참조

3개월 4주차	1일	2일	3일	4일	5일	6일	7일
	① 11 ② 10 ③ 11 ④ 11 ⑤ 10	P. 126 참조	P. 126 참조	P. 126 참조	① 15 ② 4, 15, 26 ③ 31/ 14, 24, 34 ④ 13, 21, 30/ 15, 25, 35	P. 126 참조	25, 20, 19

정답

1개월 1주차 4일

1개월 1주 4 동화 틀린 그림 찾기

위 아래 그림에는 다른 부분이 5곳 있습니다. 다른 부분을 찾아서 동그라미 하세요.

1개월 2주차 4일

1개월 2주 4 미로 찾기

소풍 장소에 바구니를 놓고 왔습니다. 분식이 바구니를 가지러 갈 수 있도록 도와주세요.

1개월 3주차 4일

1개월 3주 4 숨은 숫자 찾기

<보기> 안에 숫자를 찾아서 동그라미 하세요. <보기>처럼 가로 세로로는 찾을 수 있지만 대각선은 해당하지 않습니다.

1 5 6	8	0	0	9
1 1 5	8	9	4 5 5
0 0 1 1 5	0	1	8
8 8 9 7 1	6	8	8
9 9 3 4 5 5	2	7	1
7 4 4 8 3	1	2	7
8 2 3 3 4 8	7	2 1
9 9 2 0 0 2	9	2

1개월 3주차 6일

1개월 3주 6 짝 찾아서 잇기

같은 글자끼리 선으로 이어 보세요. 단, 한 번 지나간 곳을 다시 지나가거나, 선끼리 교차해서는 안 됩니다.

1개월 4주차 2일

1개월 4주 2 사진 틀린 그림 찾기

오른쪽과 왼쪽 사진에는 다른 부분이 5곳 있습니다. 다른 부분을 찾아서 동그라미 하세요.

1개월 4주차 5일

1개월 4주 5 세로 틀린 그림 찾기

오른쪽과 왼쪽 그림에는 다른 부분이 5곳 있습니다. 다른 부분을 찾아서 동그라미 하세요.

1개월 4주차 7일

1개월 4주 7 가로 세로 계산하기

가로와 세로를 더해서 나온 답을 빈칸에 적어 보세요. 계산은 위에서 밑으로 하세요.

+	5	8	17	23	36	47
2 →	7 (5+2)	10 (8+2)	19	25	38	49
3	8	11	20	26	39	50
12	17	20	29	35	48	59
31	36	39	48	54	67	78
45	50	53	62	68	81	92
44	49	52	61	67	80	91

2개월 1주차 3일

숫자들이 모여서 위의 큰 숫자가 됩니다. 왼쪽과 오른쪽의 숫자 합이 바로 숫자입니다. 빈칸에 들어갈 숫자를 적어 보세요.

2개월 1주차 5일

2개월 1주 5 단어 찾기

<보기>에서 주어진 글자를 찾아 보고, 별 개나 꿀을 수 있는지 가로, 세로, 대각선으로 찾을 수 있습니다.

보기: 백일홍, 우유, 수선화, 무궁화, 고구마, 단무지, 강아지, 사진

2개월 1주차 7일

2개월 1주 7 미로 찾기

아래 토끼가 일을 마치고 집에 돌아갈 수 있도록 도와주세요.

2개월 2주차 1일

2개월 2주 1 색과 글자 매치

글자의 색을 소리 내어 읽어 보고, 아래의 칸에 글자의 색을 적어 보세요.

노랑 ↓	초록	검정	하양	검정
파랑	노랑	초록	빨강	하양
빨강	파랑	검정	주황	노랑
노랑	빨강	검정	검정	초록
하양	초록	파랑	검정	빨강
초록	검정	파랑	노랑	검정
파랑	노랑	하양	검정	초록
검정	노랑	초록	검정	빨강
주황	검정	빨강	파랑	노랑
빨강	파랑	빨강	하양	파랑

2개월 2주차 6일

2개월 2주 6 같은 패턴 찾기

아래의 네모 칸에 여러 가지 패턴이 있습니다. <보기>와 같은 패턴을 2개 찾아서 동그라미 하세요.

2개월 3주차 1일

2개월 3주차 5일

2개월 3주차 6일

2개월 3주차 7일

2개월 4주차 1일

2개월 4주차 2일

2개월 4주차 5일

2개월 4주차 7일

3개월 1주차 3일

3개월 1주차 5일

3개월 2주차 1일

3개월 2주차 2일

정답

3개월 2주차 4일

3개월 2주차 7일

3개월 3주차 1일

3개월 3주차 2일

3개월 3주차 3일

3개월 3주차 4일

3개월 3주차 5일

3개월 3주차 7일

3개월 4주차 2일

3개월 4주차 3일

3개월 4주차 4일

3개월 4주차 6일